AF509701

INSTITUT ÉLECTROTHÉRAPIQUE

PHOTOTHÉRAPIE. — RADIOGRAPHIE

ÉLECTRICITÉ STATIQUE

COURANTS de MORTON ou STATIQUES INDUITS

OZONE, etc.

(Consultations gratuites pour les indigents au siège de l'Institut les mardi, jeudi et samedi, de 8 à 9 h. du matin.)

45, rue de Flacé

MACON

INSTITUT ÉLECTROTHÉRAPIQUE

PHOTOTHÉRAPIE. — RADIOGRAPHIE

ÉLECTRICITÉ STATIQUE

COURANTS de MORTON ou STATIQUES INDUITS

OZONE, etc.

(Consultations gratuites pour les indigents au siège de l'Institut les mardi, jeudi et samedi, de 8 à 9 h. du matin.)

45, rue de Flacé

MACON

INSTITUT ÉLECTROTHÉRAPIQUE
DE MACON

———

Bien qu'elle soit attachée à des méthodes anciennes, la médecine a subi, à la fin du siècle dernier, la loi générale du progrès. L'évolution de la pensée a fait délaisser l'empirisme pour des solutions plus scientifiques, et si le traitement des maladies accidentelles n'a pas été modifié dans une bien grande mesure, il n'en est pas de même des maladies organiques que les savants se sont plus particulièrement attachés à combattre.

L'étude de certains phénomènes physiques a été la source de découvertes importantes dans cet ordre d'idées.

Cette étude fut longue, les résultats en furent, tout d'abord, imprécis; mais la perfection des instruments de recherches amena bientôt la perfection du résultat.

D'ailleurs les résultats ne pouvaient être immédiats, car le but de ces travaux était la guérison de la tuberculose, et plus particulièrement de ses accidents secondaires.

Parmi ces accidents secondaires il y en a un : le lupus, dont l'incurabilité était absolue.

Il n'est pas nécessaire d'insister sur le caractère désolant de cette maladie. Elle s'attaque de préférence au visage, commence par un point et s'étend constamment, détruit les chairs, les cartilages, et le malade qui en est atteint reste défiguré pour sa vie, avec, de plus, la menace d'une généralisation du mal qui l'emportera par la phtisie.

Un savant danois, Finsen, a trouvé une arme pour combattre ce mal et le guérir. Ses recherches persévérantes lui ont montré que certaines lumières colorées pouvaient détruire les microbes, cause de tout le mal.

Pour que le résultat fût rapide il fallait pouvoir utiliser une lumière très puissante, et Finsen demanda à l'électricité les éléments nécessaires pour vaincre.

Cette méthode qui s'est répandue peu à peu, au fur et à mesure qu'elle se perfectionnait, est encore très coûteuse et ne peut guère être appliquée que dans des établissements spéciaux.

Le soulagement moral et la guérison physique qu'elle permet de donner aux malades atteints des différentes variétés de lupus ont été les causes déterminantes qui nous ont fait installer un Institut où tous les malades de la région pourront recevoir ce traitement.

Les appareils que ce traitement nécessite sont nombreux et constituent une véritable usine électrique en miniature; d'autant plus nombreux que nous ne devons pas nous borner à guérir la portion visible de la tuberculose que constitue le lupus. Nous devons aussi nous inquiéter de la répercussion que cette guérison peut avoir sur les poumons du malade, et il nous a fallu ajouter à la *Photothérapie* (c'est le nom de la méthode de Finsen) une installation de *Rayons X* qui nous permet de voir

— 5 —

chaque jour l'état précis de nos malades et d'agir en conséquence.

Ces rayons X nous permettent également de suivre pas à pas les résultats que la Photothérapie elle-même nous donnera dans le traitement de la tuberculose pulmonaire ou phtisie; et dans la guérison de la bronchite chronique par exemple. Pour produire ces rayons X, il nous fallait une machine électrique très puissante. Nous avons fait l'acquisition d'un Générateur Unipolaire Noé qui est la machine statique la plus parfaite.

Dans une organisation scientifique tout s'enchaîne, et, en possession d'un Générateur d'électricité statique, nous y avons joint tous les accessoires pour le traitement par cette variété d'électricité, qui est bien, quoi qu'elle soit une des plus anciennes, la forme la plus parfaite sous laquelle il convient d'appliquer l'électricité aux affections nerveuses de toute nature, et plus particulièrement au traitement de toutes les neurasthénies et de l'hystérie. Le Générateur Unipolaire, produisant de grandes quantités d'ozone, nous avons ajouté à cet ensemble, déjà très compliqué, toute une série d'appareils pour des inhalations de ce gaz.

En résumé, l'installation, telle qu'elle existe, nous permet de traiter et de guérir :

I. Par la *Photothérapie* (rayons ultra-violets, méthode de Finsen) :

a) 1° Les lupus vulgaires (tuberculeux).

2° Les lupus erythémateux aberrans.

3° Les lupus erythémateux fixes.

b) Toutes les affections de la peau, ou sous-cutanées, ou encore osseuses, d'origine tuberculeuse ou syphilitique, dans lesquelles il faut renforcer la vitalité des tissus pour leur donner plus de résistance devant l'agent microbicide qui occasionne le mal.

c) Un grand nombre d'affections des poumons, bronchite chronique, pleurésie, etc., peuvent être guéries ou très considérablement améliorées par l'application des rayons ultra-violets.

II. Par le bain de lumière électrique à arc ou par la lampe Nersnt,

L'on traite avec succès le rhumatisme et la goutte.

Quelques séances de bain de lumière suffisent pour arrêter et faire disparaître l'attaque de goutte la plus douloureuse.

Le traitement de la goutte et celui du rhumatisme par les bains de lumière sont dès maintenant entrés dans la pratique courante de la médecine. Les résultats obtenus avec nos appareils et les méthodes particulières du personnel de l'Institut nous donnent, à ce point de vue, des résultats comparables à ceux que l'on obtient avec les lampes « Dowsing » dont l'usage n'est permis qu'aux malades très fortunés.

III. Les rayons X nous servent, comme nous l'avons dit déjà, pour suivre les progrès de la guérison lorsque nous avons à traiter des affections internes ; ils nous servent également à vérifier l'état d'un os lorsque nous appliquons la *Photothérapie* ou traitement des maladies osseuses, tuberculeuses ou arthritiques ; sous cette dernière dénomination on peut comprendre les « tumeurs blanches » du genou et des autres articulations, si fréquentes chez les enfants.

Enfin, au point de vue chirurgical, les rayons X ont une utilité absolue pour déterminer par exemple la nature d'une fracture ou d'une luxation ; ils montrent quelle est la meilleure marche à suivre pour procéder à la réduction de cette fracture ou de cette luxation. L'opération terminée, ils indiquent avec précision si elle a été faite d'une façon convenable.

L'on évite de la sorte, en *voyant* le mal, les impotences qui subsistent parfois très longtemps après des fractures peu graves, mais qui n'ont été « réduites » que par tâtonnement.

Il n'est pas nécessaire de dire que les rayons X sont également très précieux pour retrouver dans l'organisme humain les corps étrangers qui peuvent y avoir été introduits : fragments d'aiguilles, de verre, fragments d'os, balles, etc., qui amènent assez souvent des troubles graves, des névralgies douloureuses qui ne peuvent être guéries parce que la cause n'en est pas connue.

4° L'électricité statique nous permet de ramener à la santé, par le bain ou douche, tous les malades que les médecins appellent des « ralentis de nutrition », c'est-à-dire des malades chez lesquels, sans qu'il y ait l'apparence d'une mauvaise santé absolue, l'assimilation et l'utilisation des aliments ne se font pas d'une façon convenable. Il y a chez ces malades un manque d'équilibre entre les diverses fonctions, causé soit par des antécédents héréditaires (parents rhumatisants, goutteux, ou alcooliques), soit par un état accidentel, tel que l'anémie. Le bain statique favorise le rétablissement de l'équilibre rompu, et la santé revient au fur et à mesure que l'on s'approche de cet équilibre.

La neurasthénie est l'état le plus profond du déséquilibre des fonctions de l'organisme humain. Cette maladie qui est caractérisée par des « idées noires », par des idées bizarres, par un manque de mesure dans tous les actes de l'existence, par le dégoût même de l'existence et par des phénomènes physiques qui permettent au médecin d'établir son diagnostic, ne peut guère être convenablement guérie si l'on n'utilise pas certains agents physiques. L'électricité statique est le premier auquel il faut s'adresser.

Sous une autre forme (effluves), l'électricité statique amène la guérison des démangeaisons, du prurit nerveux. Les effluves et les étincelles sont également employés dans le traitement des névralgies; névralgies intercostales, névralgies du trijumeau, sciatique, migraine, etc. L'application judicieuse des étincelles nous sert à la rééducation musculaire; il arrive souvent qu'après une opération, un séjour dans un appareil plâtré, un muscle se paralyse en quelque sorte dans la position où il a été immobilisé; il a oublié les mouvements pour lesquels il existe, la rééducation musculaire a pour but de les lui réapprendre.

Il y a, en outre, une foule de cas où des affections nerveuses et musculaires localisées, produisant soit de la douleur, soit de l'impotence, peuvent être complètement guéries par quelques séances d'électricité statique sous une de ces trois formes : bains, effluves ou étincelles, chacune de ses applications étant dosée suivant la nature du mal à traiter et suivant la sensibilité du malade.

D'ailleurs, aucune de ces applications n'est douloureuse et elles sont beaucoup trop nombreuses pour que nous les examinions toutes dans ce court exposé.

L'ozone est de l'air électrisé. Le gaz qui résulte de cette électrisation de l'air est un antiseptique très puissant; ses usages industriels sont très nombreux, il est utilisé, par exemple, pour la désinfection de l'eau qui alimente certaines grandes villes.

Introduit dans les poumons en quantité convenable, l'ozone commence par détruire tous les microbes qui s'y trouvent, puis, continuant son action, il oxygène le sang beaucoup plus que le ferait l'air seul, même l'air très pur du sommet des montagnes. Le sang ainsi oxygéné a plus de force, et le malade résiste beaucoup mieux aux atteintes du mal que si l'on se bornait à combattre le mal seul.

Il y a quelques cas où cette action de l'ozone est des plus remarquables.

Dans la coqueluche infantile, il suffit de quelques séances d'inhalations pour réduire le nombre des quintes de 70 $^o/_o$. Dans la période de convalescence le même ozone empêchera les maladies qui sont presque toujours la suite régulière de la coqueluche en raison des germes qu'elle laisse.

Il en est de même pour l'asthme ; il suffit aussi de quelques inhalations pour que le malade retrouve la possibilité de respirer convenablement.

Nous associons l'ozone et la photothérapie au traitement de la pleurésie et de la bronchite chronique. Dans certains cas l'ozone n'est pas donné pur, il passe dans des flacons contenant des matières médicamenteuses, eucalyptol, créosote, etc., dont il se charge et qu'il porte dans les poumons mêmes ; cette modification du traitement donne des guérisons encore plus rapides et plus certaines dans le cas où l'action de l'ozone doit être prolongée par un médicament.

La propriété que possède l'ozone d'oxygéner le sang fait de lui le meilleur traitement à appliquer pour obtenir une guérison rapide de l'anémie et de la chlorose.

A ce même titre l'ozone a une influence remarquable sur la marche de la neurasthénie traitée, d'autre part, par l'électricité statique.

*
* *

Pensant, comme la plupart des médecins, que le meilleur moyen de combattre une maladie consiste à fortifier l'organisme, nous avons fondé notre Institut dans ce but.

En le dotant des appareils les plus perfectionnés nous n'avons eu en vue que de mettre à la disposition des habitants de nos campagnes les moyens physiques qui ne se trouvent que dans les grandes villes. L'installation de cet institut nous permet de guérir des maladies qui sèment parmi ceux qui en sont atteints et ceux qui les entourent une infinie désolation. Elle nous permet de guérir des maladies qui amènent l'impotence, l'impossibilité de travailler et la misère. Elle nous permet d'atteindre le mal dans son essence, de le combattre dans son domaine favori, et, s'il n'est pas permis de le vaincre toujours, ce n'est pas sans raison qu'il faut espérer une atténuation à ses attaques.

Ce sont trois affirmations sur lesquelles nous voulons clore cet opuscule en y ajoutant que nous serons heureux d'en faire la preuve aux malades qui voudront venir nous la demander.

MACON, PROTAT FRÈRES, IMPRIMEURS

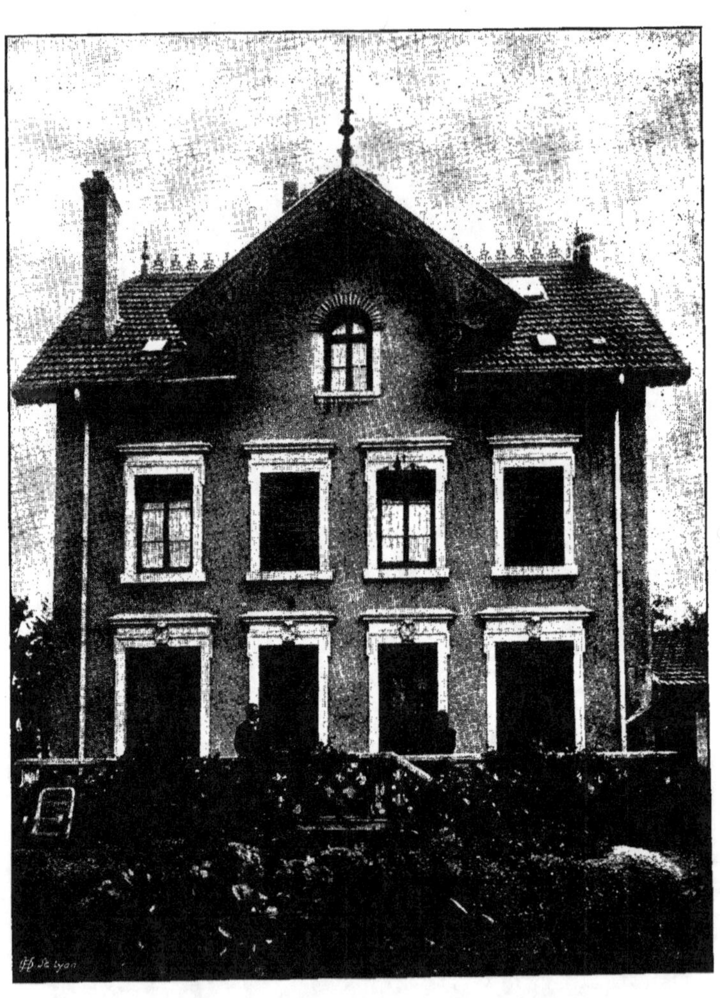

INSTITUT ÉLECTROTHÉRAPIQUE

45, RUE DE FLACÉ

MACON